VEGANE GRILLREZEPTE

Vorwort

Heutzutage entschließen sich immer mehr Menschen, vegan zu essen, natürlich auch beim Grillen. Veganer essen viel frisches Gemüse. Beim Grillgut gibt es außer Gemüse Tofu-Würstchen, Seitan-Steak oder vegane Burger auch andere Leckereien. Natürlich sollten auch köstliche Beilagen auf den Tisch kommen. Diese müssen natürlich auch vegan sein. Im Folgenden möchten wir ihnen 50 Rezepte für Ihr nächstes Grillfest inkl. der geeigneten Beilagen vorstellen.

50 Tolle Vegane Grillrezepte

Auf den nächsten Seiten finden Sie Tolle Vegane Grillrezepte und weiter hinten im Buch auch die passenden Beilagen dazu. Die Rezepte sind einfach nachzumachen und sind superlecker.

Gegrillte Polenta

Zutaten:

- 130g Polenta
- 250ml Sojamilch
- 3 EL Hefeflocken
- Salz, Pfeffer
- Olivenöl
- Rosmarin
- Vegane Butter
- 260ml Gemüsebrühe
- Eventuell Oliven

Zubereitung:

Die Gemüsebrühe wird gemeinsam mit der Sojamilch in einem Topf gekocht. Anschließend wird der Maisgrieß hinein gerührt.

Danach die Hefeflocken, sowie die Butter und die Oliven dazu geben. Mit den Gewürzen gut abschmecken.

Die Masse wird in eine Auflaufform gefüllt. Diese dann für ca. 1,5 Stunden auskühlen lassen.

Zum Schluss in kleine Stücke schneiden, mit dem Öl bestreichen und für einige Minuten auf den Griller legen.

Pilzspieße

Zutaten:

- Pilze nach Wahl (Champignons, Shiitakepilze, usw.)
- Spieße
- Sojasauce
- 1 Stk. Limette
- Ingwer
- 2 Stk. Knoblauchzehen
- Apfeldicksaft

Zubereitung:

Zuerst werden die Pilze in mundgerechte Stücke geschnitten.

Die Limette auspressen und gemeinsam mit der Sojasauce, den gepressten Knoblauchzehen, dem geriebenen Ingwer sowie dem Apfeldicksaft vermischen.

Die Pilze werden in die Marinade getaucht. Diese dann für ca. 2 Stunden im Kühlschrank stehen lassen.

Anschließend die Pilze auf die Spieße stecken und für einige Minuten grillen.

Gegrillter Fenchel

Zutaten:

- 3 EL Olivenöl
- Rosmarin
- Salz, Pfeffer
- 4 Stk. Fenchel

Zubereitung:

Zuerst den Fenchel waschen und in Scheiben schneiden.

Die Scheiben werden anschließend auf den Griller gelegt und ca. 4 Minuten gegrillt.

In der Zwischenzeit Rosmarin etwas abzupfen und auf die Fenchelscheiben legen.

Die Scheiben etwas mit Olivenöl bestreichen und mit Salz und Pfeffer würzen.

Avocado Spieße

Zutaten:

- Salz, Pfeffer
- 3 Stk. Avocados
- 3 Stk. Knoblauchzehen
- 1 Stk. Ingwer
- Limettensaft
- 1 Stk. Chilischote
- Sesamöl
- 2 Stk. Süßkartoffeln
- Spieße
- Sojasauce

Zubereitung:

Die Süßkartoffeln werden in Stücke geschnitten und in reichlich Salzwasser für einige Minuten gegart. In der Zwischenzeit die Avocados halbieren und das Fruchtfleisch in Stücke schneiden. Für die Spieße werden abwechselnd ein Stück Süßkartoffel und ein Stück Avocado aufgespießt. Mit etwas Öl bestreichen und mit Salz und Pfeffer gut würzen. Die Spieße für ca. 5 Minuten auf den Griller legen. In der Zwischenzeit Knoblauch und Ingwer hacken und die Chilischote in kleine Stückchen schneiden. Knoblauch, Chilischote, Limettensaft und Sojasauce gut miteinander vermischen.

Zum Schluss die Spieße auf Tellern anrichten und mit dem Dressing servieren.

Ananas mit Joghurt und Zimt

Zutaten:

- Zimt
- 2 EL Honig
- 1 Stk. Vanilleschote
- Limettensaft
- 350g Joghurt
- Kokosblütenzucker
- 1 Stk. Ananas

Zubereitung:

Die Ananas in Scheiben schneiden und den Honig mit dem Zimt gut vermischen.

Die Ananasscheiben werden mit der Zimt-Mischung bestrichen und gleich auf den Griller gelegt.

In der Zwischenzeit das Mark aus der Vanilleschote rauskratzen und mit dem Limettensaft sowie dem Joghurt und dem Kokosblütenzucker gut verrühren.

Zum Schluss werden die Scheiben gemeinsam mit dem Joghurt auf Tellern angerichtet.

Kräuterkartoffeln

Zutaten:

- Salz, Pfeffer
- 1 Stk. Knoblauchzehe
- Olivenöl
- Kräuter nach Wahl
- Zitronensaft
- 1kg festkochende Kartoffeln
- Rosmarin
- 1 Stk. Schalotte

Zubereitung:

Die Kartoffeln werden zuerst in reichlich Salzwasser für ca. 25 Minuten gekocht.

In der Zwischenzeit wird der Griller vorgeheizt.

Rosmarin, Schalotte und den Knoblauch fein hacken und mit dem Öl, sowie Salz und Pfeffer gut vermischen.

Die Kartoffeln werden anschließend halbiert und mit dem Öl bestrichen. Auf dem Griller dann für ca. 5 Minuten grillen.

Zum Schluss noch mit dem Zitronensaft beträufeln und mit den restlichen Kräutern garnieren.

Tofu mit Tomaten und Bärlauch

Zutaten:

- 250g Tofu
- 2 EL Kürbiskerne
- Salz, Pfeffer
- Olivenöl
- 8 Blätter Bärlauch
- 3 Stk. Tomaten

Zubereitung:

Die Tomaten und den Tofu in Scheiben schneiden.

Anschließend Bärlauch hacken und gemeinsam mit dem Öl sowie den Kürbiskernen in einem Mörser verreiben.

Die Tomaten- und die Tofu Scheiben in eine Aluwanne legen und mit Pfeffer und Salz gut würzen.

Zum Schluss das Bärlauch-Pesto drauf verteilen und für ca. 18 Minuten auf dem Griller grillen.

Paprika-Spieße mit Tofu

Zutaten:

- 250g Tofu
- 1 Stk. Paprikaschote
- Pfeffer, Salz
- Sesamöl
- 10 Stk. Cherrytomaten
- 5 EL Teriyaki Sauce

Zubereitung:

Den Tofu zu Beginn in Würfel schneiden und in einer Schüssel mit der Teriyaki Sauce vermischen. Einige Minuten ziehen lassen.

In der Zwischenzeit wird die Paprikaschote halbiert und in mundgerechte Stücke geschnitten.

Tomaten, Paprika und Tofu abwechselnd auf Spieße stecken und für ca. 8 Minuten auf dem Griller grillen.

Zum Schluss die Spieße mit etwas Salz und Pfeffer würzen und genießen.

Gegrillte Kartoffeln mit Sellerie

Zutaten:

- Salz, Pfeffer
- Olivenöl
- 2 Stk. Knoblauchzehen
- 320g Staudensellerie
- 700g festkochende Kartoffeln
- Petersilie

Zubereitung:

Die Kartoffeln werden zuerst in reichlich kochendem Salzwasser für ca. 25 Minuten gekocht.

In der Zwischenzeit den Sellerie in Stücke schneiden. Die gehackte Petersilie mit Salz, Pfeffer und Öl mischen.

Den gepressten Knoblauch dazu mischen und die fertig gekochten Kartoffeln halbieren.

Die Kartoffeln und der Sellerie werden mit dem Öl bestrichen und für einige Minuten auf den Griller gelegt.

Zum Schluss auf Tellern anrichten und mit Salz bestreut servieren.

Mango-Spießchen mit Tofu

Zutaten:

- 4 EL helle Sojasauce
- 2 Stk. Mangos
- 2 Stk. Limetten
- Basilikum-Stiele
- Sesamöl
- 650g Tofu

Zubereitung:

Der Tofu wird in rechteckige Stücke geschnitten und gemeinsam mit dem Öl sowie der Sojasauce in einer Schüssel vermischt. Den Tofu ca. 45 Minuten marinieren lassen.

In der Zwischenzeit die Mangos ebenfalls in rechteckige Stückchen schneiden und die Basilikumblätter abzupfen.

Die Limetten werden in Spalten geschnitten. Danach alles abwechselnd auf Spieße stecken und für ca. 12 Minuten auf dem Griller grillen.

Buntes Sommergemüse

Zutaten:

- 1 Stk. rote Paprikaschote
- 4 Stk. Spitzpaprika
- Salz, Pfeffer
- Olivenöl
- 2 Stk. Knoblauchzehen
- 1 Stk. Zitrone
- 2 Stk. Knoblauchknollen
- 1 Stk. gelbe Paprikaschote
- 2 Stk. Auberginen

Zubereitung:

Zuerst werden die Paprika in Stücke geschnitten. Die Auberginen in Scheiben schneiden und im Salzwasser für ca. 12 Minuten ziehen lassen.

In der Zwischenzeit werden die Knoblauchknollen halbiert. Das Gemüse wird anschließend auf den Griller gelegt. Die Knoblauchzehen werden gehackt und die Zitronenschale abgerieben sowie die Zitrone ausgepresst.

Danach einige Löffel Olivenöl gemeinsam mit dem Salz, dem Pfeffer, der Zitronenschale und dem Zitronensaft vermischen.

Das Gemüse auf Teller legen, mit dem Öl bestrichen servieren.

Grillkartoffeln mit Rosmarin

Zutaten:

- Salz, Pfeffer
- Olivenöl
- 1 Stk. rote Zwiebel
- Eisbergsalat
- 5 EL Weißweinessig
- Rosmarin
- 2 Stk. Tomaten
- 2kg Kartoffeln

Zubereitung:

Die Kartoffeln zuerst im Salzwasser für ca. 30 Minuten kochen. Anschließend in die Hälfte schneiden und mit Olivenöl bestreichen.

Danach den Salat waschen und in Stücke schneiden oder zupfen. Die Zwiebel in Ringe und die Tomaten in Scheiben schneiden. Die Zwiebelringe unter den Salat mischen. Danach wird das Rapsöl gemeinsam mit Pfeffer, Salz und Essig unter den Salat gemischt. Rosmarin fein hacken.

Rosmarin mit Pfeffer mischen und auf den Kartoffeln verteilen. Die Kartoffeln anschließend auf dem Griller für ca. 8 Minuten grillen.

Zum Schluss werden die Kartoffeln gemeinsam mit dem Salat serviert.

Paprika gefüllt mit Gemüse

Zutaten:

- Olivenöl
- 2 Stk. Zucchini
- 2 Stk. Staudensellerie
- 2 Stk. Knoblauchzehen
- Minze
- Pfeffer, Salz
- Oregano
- 2 Stk. gelbe Paprikaschoten
- 3 Stk. rote Paprikaschoten

Zubereitung:

Die roten Paprikaschoten werden zuerst halbiert und mit etwas Öl bestrichen. Anschließend kommen sie in eine Auflaufform und werden im Ofen für ca. 12 Minuten gebacken.

In der Zwischenzeit werden die gelben Paprikaschoten sowie der Staudensellerie und die Zucchini geschnitten. Der Knoblauch wird gehackt und in einer Pfanne angebraten. Das Gemüse kommt dazu und wird mitgebraten.

Die Kräuter werden gehackt und zum Gemüse gemischt. Das Gemüse wird in die Paprikahälften gefüllt und auf den Griller gelegt. Diese dann für ca. 12 Minuten grillen

Kürbis-Spalten

Zutaten:

- Olivenöl
- Salz
- Pfeffer
- 1kg Kürbis

Zubereitung:

Der Kürbis wird in Scheiben bzw. Spalten geschnitten.

Die Spalten werden mit Salz und Pfeffer gut gewürzt und anschließend auf den Griller gelegt.

Die Kürbis-Stücke werden dann für ca. 20 Minuten gegrillt. Immer wieder wenden, sodass sie von beiden Seiten schön gleichmäßig gegrillt werden.

Gegrillte Gemüserollen

Zutaten:

- 420g Zucchini
- Kräuter nach Belieben
- Salz, Pfeffer
- 2 Stk. Knoblauchzehen
- Olivenöl
- 2 Stk. rote Paprika
- 2 Stk. Auberginen

Zubereitung:

Zucchini sowie Auberginen werden längs halbiert und in Scheiben geschnitten. Anschließend kurz blanchieren.

Die Paprika werden in Spalten geschnitten und der Knoblauch gehackt. Der Knoblauch wird mit Salz und Pfeffer sowie dem Öl vermischt und das Gemüse damit bestrichen.

Je eine Auberginenscheibe wird mit einer Zucchini und Paprika zusammengerollt und auf einen Spieß gesteckt. Die Spieße auf den Griller legen, mit etwas Öl bestreichen und ca. 5 Minuten grillen lassen.

Zum Schluss mit Salz und Pfeffer würzen und servieren.

Bunte Paprika mit Feta

Zutaten:

- 2 Stk. rote Paprika
- 2 Stk. gelbe Paprika
- 2 Stk. Spitzpaprika
- 150g Feta
- 3 EL Rotweinessig
- 2 Stk. Knoblauch
- Olivenöl

Zubereitung:

Die roten sowie gelben Paprika in Stücke schneiden und mit dem Öl bepinseln. Etwas salzen und für ca. 10 Minuten auf den Griller legen.

In der Zwischenzeit den Knoblauch hacken. Essig wird mit dem Paprika sowie dem Öl und dem Knoblauch vermischt. Eventuell etwas salzen.

Danach wird der Feta zerbröselt und gemeinsam mit den gegrillten Paprikastücken serviert.

Auberginen gerillt Joghurt-Dip

Zutaten:

- Pfeffer
- Salz
- Oregano
- 250g Joghurt
- 4 Stk. Auberginen

Zubereitung:

Die Auberginen werden in Scheiben geschnitten und mit dem Olivenöl bestrichen auf den Griller gelegt.

Die Scheiben für ca. 10 Minuten auf beiden Seiten gut grillen.

In der Zwischenzeit das Joghurt gemeinsam mit dem Salz, dem Pfeffer sowie dem Oregano vermischen.

Wenn die Auberginen fertig sind auf einem Teller gemeinsam mit dem Joghurt-Dip servieren.

Gegrillte Kartoffeln mit Zitronen

Zutaten:

- Salz
- Pfeffer
- 4 Stk. Zitronen
- 8 Stk. Kartoffeln

Zubereitung:

Zuerst werden die Kartoffeln eingeschnitten.

Diese anschließend mit Pfeffer und Salz gut würzen. Die Zitronen halbieren und danach in Scheiben schneiden.

Die Zitronenscheiben werden in die Kartoffeln gesteckt und in eine Aluwanne gelegt.

Die Kartoffeln kommen anschließend für ca. 45 Minuten auf den Griller.

Sauce Barbecue Style

Zutaten:

- 4 EL Senf
- 2 Stk. Knoblauchzehen
- 2 EL Melasse
- Pfeffer, Salz
- 2 TL Ketchup
- Sesamöl
- 3 EL Sojasauce
- 6 TL Dijonsenf

Zubereitung:

Zuerst wird der Knoblauch gepresst.

Den Knoblauch anschließend mit Ketchup, Dijonsenf und Melasse in einer Schüssel gut verrühren.

Sesamöl und Sojasauce hinzufügen und pürieren.

Zum Schluss die Sauce noch mit Salz und Pfeffer abschmecken.

Zwiebel-Spieße mit Pilzen

Zutaten:

- Paprikapulver
- Salz, Pfeffer
- 5 EL Sonnenblumenöl
- 550g Zwiebel
- 300g Champignons

Zubereitung:

Die Zwiebel in mundgerechte Stücke schneiden.

Die Champignons sowie die Zwiebelstücke werden abwechselnd auf Spieße gesteckt. Mit Öl sowie Paprikapulver, Salz und Pfeffer gut würzen und etwas marinieren lassen.

Anschließend werden die Spieße auf den Griller gelegt und für ca. 30 Minuten gegrillt. Zwischendurch immer wieder mit etwas Öl bestreichen.

Kräuterbutter (vegan)

Zutaten:

- 5 Stk. Knoblauchzehen
- 1 Pkg. Pflanzenbutter
- Salz, Pfeffer
- 1 Pkg. Italienische Kräutermischung
- Zitronensaft

Zubereitung:

Die Butter mit dem Mixer glattrühren.

Danach werden die Knoblauchzehen gepresst und gemeinsam mit den Kräutern zur Butter gemischt.

Alles gut vermischen und zum Schluss mit Salz und Pfeffer sowie dem Zitronensaft abschmecken. Vor dem Verzehr für einige Stunden in den Kühlschrank stellen.

Mohn-Grillgemüse

Zutaten:

- 2 Stk. Pastinaken
- 2 Stk. Karotten
- Mohn
- Öl
- 2 Stk. Zucchini
- 1 Stange Lauch
- 2 Stk. rote Rüben

Zubereitung:

Die Karotten und Pastinaken werden längs halbiert.

Die Zucchini sowie die roten Rüben in Scheiben schneiden. Der Lauch wird gewaschen und ebenfalls geschnitten.

Das geschnittene Gemüse wird gemeinsam mit dem Öl in eine Aluwanne gelegt und für ca. 20 Minuten gegrillt.

Danach auf Tellern anrichten und mit dem Mohn bestreut servieren.

Vegane Grillspieße

Zutaten:

- Kräuter nach Belieben
- 2 Stk. Zwiebel
- 1kg pflanzliches Hackfleisch
- Salz, Pfeffer
- Sojasauce

Zubereitung:

Die Kräuter sowie die Zwiebel werden fein geschnitten und gemeinsam mit dem Hackfleisch gut vermischt.

Mit der Sojasauce sowie dem Salz und dem Pfeffer gut würzen und kurz rasten lassen.

Anschließend wird die Hack-Mischung auf Holzspieße gedrückt und in eine Aluwanne gelegt.

Die Spieße kommen dann für ca. 20 Minuten auf den Griller. Immer wieder wenden, sodass sie von beiden Seiten gut gegrillt werden.

Fladenbrote vom Grill

Zutaten:

- 1 TL Salz
- 1 TL Pfeffer
- 1 TL Backpulver
- 200ml Wasser
- 3 EL Pflanzenöl
- 2 EL Ahornsirup
- 1 TL Rosmarin
- 3 TL Schwarzkümmel
- 420g Weizenmehl

Zubereitung:

Zuerst werden das Mehl und das Salz gemeinsam mit den anderen Gewürzen sowie dem Backpulver gut vermischt. Nach und nach werden die flüssigen Zutaten dazu gegeben und zu einem Teig verknetet.

Den Teig zu einer Rolle formen und in gleich große Teile schneiden. Die Teile werden dann ausgerollt.

Die kleinen Brote werden zuerst für ca. 1 Minute gegrillt dann werden sie umgedreht und werden auf der zweiten Seite nochmals für ca. 1 Minute gegrillt. Bis zum Servieren warmhalten.

Banane gegrillt und Marshmallows

Zutaten:

- 3 Stk. Bananen
- 120g Blaubeeren
- 120g Erdbeeren
- 170g dunkle Schokolade
- 120g vegane Marshmallows

Zubereitung:

Die Bananen werden zu Beginn der Länge nach aufgeschnitten.

Die Beeren werden in kleine Stücke geschnitten.

Anschließend werden die Bananen mit den Marshmallows sowie der Schokolade und den Beeren gefüllt.

Die Bananen werden in eine Folie eingepackt und für ca. 10 Minuten auf dem Griller gegrillt.

Anschließend auskühlen lassen und als Dessert genießen.

Champignons gefüllt mit Mais

Zutaten:

- 17 Champignons
- 170ml mexikanische Salsa Sauce
- 3 EL Kidneybohnen
- Salz, Pfeffer
- Mehl
- 150g geriebener Käse
- Olivenöl
- Mais

Zubereitung:

Zunächst werden die Champignons geputzt und ausgehöhlt und anschließend mit dem Öl bestrichen.

Für die Füllung mischt man Mais, Kidneybohnen sowie die Salsa-Sauce zusammen. Mit Pfeffer und Salz würzen und etwas Mehl dazu mischen.

Die Champignons werden gefüllt und der Käse anschließend drübergestreut.

Die Champignons in eine Aluwanne setzen und für ca. 8 Minuten auf dem Griller grillen

Tofu-Physalis Spieße

Zutaten:

- 420g Tofu
- Sojasauce
- Zitronensaft
- 8 Stk. Frühlingszwiebel
- Reisessig
- 150g Physalis
- Öl
- 1 Stk. rote Chili
- 1 Stk. Ingwer

Zubereitung:

Den Tofu zuerst in Würfel schneiden. Den Ingwer anschließend fein reichen und die Chili hacken.

Beides wird mit dem Reisessig sowie dem Zitronensaft und der Sojasauce vermischt.

Die Tofu Würfel werden mit der Marinade vermischt. Ca. 2 Stunden rasten lassen.

Die Frühlingszwiebeln werden in Stücke geschnitten und der Griller wird vorgeheizt. Danach die Tofustücke mit der Physalis und den Frühlingszwiebeln abwechselnd aufspießen und für ca. 15 Minuten auf den Griller legen. Zum Schluss noch mit der restlichen Marinade bepinseln und servieren.

Halloumi trifft Melone

Zutaten:

- 170g Wassermelone
- 260g Halloumi
- Kürbiskerne
- Minze
- Thymian
- Salz, Pfeffer
- 1 Stk. Limette
- 160g Honigmelone

Zubereitung:

Honig- und Wassermelone sowie den Halloumi in Stücke schneiden. Danach abwechselnd alles auf Spieße stecken und für ca. 4 Minuten auf den Griller legen.

Anschließend werden die Kürbiskerne in einer Pfanne etwas angeröstet. Die Limette in Stücke geschnitten und die Minz- sowie Thymianblätter abgezupft.

Die Spieße mit den Kürbiskernen und den Kräutern belegen, mit Salz und Pfeffer würzen und gemeinsam mit der Limette servieren.

Fruchtspieße

Zutaten:

- 2 Stk. Kiwi
- ½ Stk. Ananas
- 22 Stk. Erdbeeren
- Honig
- Kokosflocken
- 2 Stk. Bananen
- ½ Honigmelone
- 70g Marshmallows
- 70g Frischkäse
- 160g Joghurt
- Limettensaft

Zubereitung:

Honigmelone, Ananas, Kiwi und Bananen werden in Stücke geschnitten. Anschließend das Obst gemeinsam mit den ganzen Erdbeeren auf Spieße stecken.

Die Fruchtspieße werden für ca. 6 Minuten gegrillt. Immer wieder wenden.

Danach werden die Spieße mit dem Honig bestrichen und mit den Kokosflocken bestreut.

Alle übrigen Zutaten werden zu einem Dip vermischt und gemeinsam mit den Spießen serviert.

Gegrillte Zucchini mit Limette

Zutaten:

- 1 Stk. Limette
- Basilikum
- 3 EL Kapern
- Salz, Pfeffer
- Olivenöl
- 2 Stk. Zucchini

Zubereitung:

Die Schale der Limette wird abgerieben und die Limette anschließend ausgepresst. Die Basilikumblätter abzupfen und in Streifen schneiden. Die Kapern werden gehackt.

Die Limettenschale sowie der Limettensaft werden gemeinsam mit dem Basilikum, den Kapern und dem Olivenöl vermischt. Danach noch etwas mit Salz und Pfeffer würzen.

Die Zucchini werden in Scheiben geschnitten und mit dem Olivenöl bestrichen. Etwas mit Salz und Pfeffer würzen und für ca. 12 Minuten auf den Griller legen.

Zum Schluss die Zucchini mit dem Dressing bepinseln und servieren.

Gegrillte Avocado mit Tomaten

Zutaten:

- 2 Stk. Avocados
- 1 Stk. Frühlingszwiebei
- Olivenöl
- Limettensaft
- Salz
- 1 Stk. Chili
- 1 Stk. Tomate
- Koriander

Zubereitung:

Zuerst werden die Tomaten in die Hälfte geschnitten und anschließend in kleine Stücke. Die Frühlingszwiebel sowie den Koriander und die Chili fein hacken.

Alles gemeinsam mit Olivenöl und Limettensaft vermischen und mit dem Salz würzen.

Die Avocados werden in die Hälfte geschnitten und mit etwas Olivenöl bestrichen. Die Avocados werden mit der glatten Seite nach unten für ca. 5 Minuten auf den Griller gelegt.

Zum Schluss werden die Avocadohälften mit der Tomaten-Mischung gefüllt und serviert.

Gegrillter Tofu

Zutaten:

- 1 Stk. Orange
- 1 Stk. Knoblauchzehe
- 3 EL Agavendicksaft
- 850g Naturtofu
- Basilikum (frisch)
- 3 Stk. Tomaten
- Öl
- 5 EL Sojasauce

Zubereitung:

Zuerst wird die Orange in die Hälfte geschnitten und gut ausgepresst. Der Agavendicksaft, der Orangensaft sowie die Sojasauce werden gut verrührt.

Danach den Tofu in Scheiben schneiden und marinieren. Für ca. 5 Stunden im Kühlschrank rasten lassen.

Den Griller vorheizen und die Tofuscheiben für ca. 8 Minuten auf den Griller legen. Immer wieder wenden.

In der Zwischenzeit die Tomaten schneiden und Basilikum fein hacken.

Zum Schluss den gegrillten Tofu gemeinsam mit den Tomaten und dem Basilikum anrichten und servieren.

Burger mit Tomaten und Tofu

Zutaten:

- Römersalat
- 160g Champignons
- 250g Tomaten
- Salz, Pfeffer
- Öl
- 40g Mandelkerne
- 350g Räuchertofu
- 4 Stk. Hamburgerbrötchen
- 200ml Sahne (vegan)

Zubereitung:

Zunächst werden die Brötchen halbiert und in einer Pfanne ohne Fett kurz anrösten lassen.

In der Zwischenzeit den Salat in Stücke zupfen und die Tomaten in Scheiben schneiden. Die Pilze ebenfalls schneiden.

In einer Pfanne etwas Öl erhitzen und die Champignons darin anbraten. Mit etwas Sahne ablöschen und mit Salz und Pfeffer gut würzen.

Den Tofu in Scheibchen schneiden und auf den Griller legen. Kurz grillen lassen. Danach den Burger mit allen Zutaten füllen und mit den Mandelkernen garnieren.

Seitan mit Bohnensalat

41

Zutaten:

- Olivenöl
- 250g Seitan
- 2 Stk. gelbe Paprika
- Sojasauce
- 1 Stange Lauch
- 600g Bohnen
- Zitronensaft
- 2 EL Apfelessig, Tamari
- Salz, Pfeffer, Senf
- 3 EL Gemüsebrühe

Zubereitung:

Zuerst wird das Olivenöl mit Tamari vermischt. Seitan in der Zwischenzeit in Scheiben schneiden und für ca. 3 Stunden in die Marinade legen. Danach den Lauch und die Paprika in Stücke schneiden. Den marinierten Seitan ebenfalls schneiden und alles auf Spieße stecken. Die Bohnen für ca. 10 Minuten im Salzwasser köcheln lassen. Danach alle anderen Zutaten zu einem Dressing vermischen. Über die Bohnen gießen und verrühren.

Zum Schluss werden die Spieße für ca. 6 Minuten auf den Griller gelegt und gemeinsam mit dem Bohnensalat serviert.

Gegrillte Avocado mit Tomaten

Zutaten:

- 2 Stk. Avocados
- 1 Stk. Frühlingszwiebel
- Olivenöl
- Limettensaft
- Salz
- 1 Stk. Chili
- 1 Stk. Tomate
- Koriander

Zubereitung:

Zuerst werden die Tomaten in die Hälfte geschnitten und anschließend in kleine Stücke. Die Frühlingszwiebel sowie den Koriander und die Chili fein hacken.

Alles gemeinsam mit Olivenöl und Limettensaft vermischen und mit dem Salz würzen.

Die Avocados werden in die Hälfte geschnitten und mit etwas Olivenöl bestrichen. Die Avocados werden mit der glatten Seite nach unten für ca. 5 Minuten auf den Griller gelegt.

Zum Schluss werden die Avocadohälften mit der Tomaten-Mischung gefüllt und serviert.

Grillbrot im Dreieck

Zutaten:

- 8g Trockenhefe
- 500g Mehl
- 100g pflanzliches Joghurt
- 2 EL Agavendicksaft
- 1 Stk. Knoblauchzehe
- 90ml Öl
- 160ml Wasser

Zubereitung:

Zuerst Mehl, Salz und Hefe in einer Schüssel gut vermischen. Anschließend Joghurt, Agavendicksaft, Öl und warmes Wasser dazu geben und zu einem Teig kneten. Diesen dann für ca. 60 Minuten rasten lassen.

Anschließend wird der Teig ausgerollt und mit einem Messer werden Dreiecke geschnitten. Mit Öl bestreichen und auf den Griller legen. Immer wieder wenden, sodass die Brote von beiden Seiten gut gegrillt werden.

Zum Schluss den Knoblauch pressen und die Brote damit bestreichen.

Diese Brote eigenen sich hervorragend als Grillbeilage.

Tofu-Paprika-Spieße

Zutaten:

- 250g Räuchertofu
- 1 Stk. Paprika grün
- 1 Stk. Paprika rot
- 2 Stk. Zwiebel

  Marinade:
- Salz, Pfeffer, Kümmel
- 2 TL Paprikapulver
- 2 EL Speisestärke
- 3 EL Sojasauce
- Pflanzenöl

Zubereitung:

Die Zutaten für die Marinade in einer Schüssel gut verrühren. Der Tofu wird in Würfel geschnitten und mit der Marinade vermischt. Anschließend die Tofustücke für einige Minuten in den Backofen legen und vorgaren. (200 Grad Ober- und Unterhitze).

In der Zwischenzeit wird das Gemüse in Stücke geschnitten. Sobald der Tofu fertig ist, die Spieße zur Hand nehmen und alle Zutaten abwechselnd aufspießen. Die Spieße werden noch mit dem Öl bestrichen und mit etwas Pfeffer und Salz gewürzt. Danach für ca. 12 Minuten auf den Griller legen und servieren.

Party-Spieße

Zutaten:

- Petersilie
- 4 Stk. Knoblauchzehen
- 1 Pkg. Backpulver
- Kokosöl
- Salz, Pfeffer
- 3 Stk. Zwiebel
- Koriander
- 2 Dosen Kichererbsen
- 600g Hummus
- Oliven, Minze, Zitrone
- Gurke

Zubereitung:

Zuerst werden die Kichererbsen gemeinsam mit Koriander, Petersilie, Zwiebel, Backpulver, Knoblauch, Salz und Pfeffer gemixt.

Aus der Masse werden Falafel-Bällchen geformt und mit Kokosöl bestrichen. Die Bällchen anschließend für ein paar Minuten im Backofen oder in einer Pfanne etwas backen.

Anschließend werden die Falafel mit den Oliven und den Gurkenscheiben aufgespießt und auf den Griller gelegt. Zum Schluss die Spieße auf Teller legen und mit Zitronenscheiben und Minze servieren.

Gemüse-Folienkartoffel

Zutaten:

- 5 Stk. Kartoffeln

- 400g Spinat

- Olivenöl

- Salz, Pfeffer

- Zitronensaft

- 4 Stk. Knoblauch

- 300g Cocktailtomaten

- 2 Stk. Jungzwiebel

- Oliven

Zubereitung:

Zuerst werden die Kartoffeln in eine Folie gewickelt und für ca. 45 Minuten im Backofen gegart.

Anschließend Spinat mit etwas Salz erhitzen und für ca. 5 Minuten garen. Den Knoblauch hacken und in einer Pfanne kurz anbraten lassen. Den Spinat hinzufügen und mit Salz, Pfeffer und Zitronensaft abschmecken.

Wenn die Kartoffeln weich sind werden sie in die Hälfte geschnitten und mit dem Spinat sowie den Oliven und den Jungzwiebeln gefüllt.

Die Folienkartoffeln noch für ca. 10 Minuten auf den Griller legen und anschließend genießen.

Gegrillte Melanzani

Zutaten:

- 1 Stk. Melanzani
- 2 EL Honig
- 2 EL Senf
- 2 Stk. Knoblauchzehen
- 1 Stk. Ingwer
- Paprikapulver
- 2 EL Tomatenmark
- 5 EL Sojasauce

Zubereitung:

Ingwer und Knoblauch werden gerieben. Danach alle Zutaten – außer die Melanzani – gut vermischen.

Danach werden die Melanzani in Scheiben geschnitten und in die Marinade gelegt. Für ca. 2 Stunden in den Kühlschrank stellen und marinieren lassen.

Danach können die Melanzani-Scheiben auf den vorgeheizten Griller gelegt werden. Einmal wenden, sodass sie von beiden Seiten gut gegrillt werden.

Granatapfel-Auberginen

Zutaten:

- 650g Auberginen
- 1 Stk. Granatapfel
- 1 Stk. Knoblauchzehe
- Salz, Pfeffer
- 2 EL Balsamico
- Olivenöl
- Petersilie

Zubereitung:

Zuerst werden die Auberginen in die Hälfte geschnitten und mit Salz bestreut. Der Granatapfel wird halbiert und die Kerne rausgenommen.

Danach die Petersilie und den Knoblauch fein hacken und mit etwas Öl vermischen.

Die Auberginen anschließend mit dem Öl bestreichen und auf den Griller legen. Für ca. 15 Minuten grillen und immer wieder wenden.

Focaccia

- 2 TL Agavendicksaft

- Salz

- 2 Rosmarin-Zweige

- Olivenöl

- 1 Stk. Knoblauchzehe

- 550g Weizen-Vollkornmehl

- ½ Hefewürfel

Zubereitung:

Die Hefe wird zuerst zerbröselt und mit dem Agavendicksaft vermischt. Für einige Minuten stehen lassen.

In der Zwischenzeit wird Salz und Mehl in einer Schüssel vermischt. Die Hefe sowie 280ml Wasser dazu geben und zu einem Teig verkneten. Diesen dann für ca. 2,5 Stunden rasten lassen.

Der Knoblauch wird gepresst und anschließend in einer Pfanne gemeinsam mit den Rosmarin-Zweigen etwas angebraten.

Der Teig wird danach in gleich große Teile geteilt und zu kleinen Fladen geformt. Diese werden dann mit dem Rosmarin-Knoblauch-Öl bestrichen und für ca. 5 Minuten auf den Griller gelegt.

Gegrillte Mini-Paprika

Zutaten:

- Olivenöl
- Salz
- Pfeffer
- 400g kleine, grüne Paprika

Zubereitung:

Zunächst werden die Paprika gewaschen und mit Salz und Pfeffer gut gewürzt.

Danach wird der Griller vorgeheizt.

Die Paprika mit etwas Öl beträufeln und auf den Griller legen. Für ca. 5 Minuten grillen. Öfters wenden.

Mais und Kürbis vom Grill

Zutaten:

- 2 Stk. Maiskolben
- 450g Hokkaido-Kürbis-Fruchtfleisch
- 2 Stk. Knoblauchzehen
- Olivenöl
- Pfeffer
- Thymian
- 2 Stk. Chilischoten

Zubereitung:

Zuerst werden die Maiskolben für ca. 15 Minuten im Salzwasser gekocht. In der Zwischenzeit den Kürbis in Spalten und die Chilischoten in Ringe schneiden.

Die Knoblauchzehen in Scheibchen schneiden und vom Thymian die Blätter abzupfen.

Knoblauch, Salz, Pfeffer, Thymian, Chili und Olivenöl vermischen und die Kürbisspalten sowie den Mais damit bestreichen.

Beides in eine Aluwanne legen und für ca. 15 Minuten auf den Griller legen. Immer wieder wenden, sodass alles von beiden Seiten schön gegrillt wird.

Grillgemüse-Teller

Zutaten:

- 5 Stk. Paprikaschoten (verschiedene Farben)
- Olivenöl
- Salz, Pfeffer
- 1 Stk. Zitrone
- Brunnenkresse
- 1 Stk. Aubergine

Zubereitung:

Die Paprikaschoten werden in Streifen und die Aubergine in Scheiben geschnitten. Das Gemüse wird mit etwas Öl, Salz und Pfeffer gewürzt und für ca. 5 Minuten in einer Aluwanne auf den Griller gelegt.

In der Zwischenzeit die Kräuter vorbereiten. Das Gemüse wird anschließend von Griller genommen und mit den Kräutern auf Tellern angerichtet.

Zum Schluss wird noch die Zitrone in die Hälfte geschnitten und das Grillgemüse mit dem Zitronensaft beträufelt. Mit Salz und Pfeffer nochmals abschmecken und servieren.

Gegrillter Tofu mit Rosenkohl

Zutaten:

- 500g Tofu
- Currypulver
- Rapsöl
- 1 Stk. Zitrone
- 150g Haselnüsse
- Paprikapulver
- Gemahlener Kurkuma
- Knoblauch

Zubereitung:

Zuerst wird der Rosenkohl im Salzwasser für ca. 20 Minuten gegart. Danach den Griller anheizen. Der Tofu wird in Scheiben geschnitten. Anschließend Kurkuma, Currypulver, Öl sowie die abgeriebene Zitronenschale vermischen und die Tofu-Stücke damit bestreichen.

Danach werden die Haselnüsse in einer Pfanne kurz angeröstet. Den Tofu für ca. 4 Minuten auf den Griller legen. Ab und zu wenden. Danach wird der Knoblauch gehackt und in einer Pfanne etwas angebraten. Der Rosenkohl kommt dazu und wird mit etwas Wasser abgelöscht. Mit Pfeffer sowie Salz kurz abschmecken.

Zum Schluss wird der Tofu mit dem Paprikapulver, den Nüssen sowie dem Rosenkohl serviert.

Halloumi mit Cashewkernen

Zutaten:

- 500g Halloumi
- Kurkuma
- 150g Cashewkerne
- Oregano
- 1 Stk. Orange
- Öl

Zubereitung:

Der Halloumi wird in Scheiben geschnitten.

Anschließend Kurkuma, Öl, Oregano sowie die geriebene Orangenschale vermischen. Die Halloumi-Scheiben werden damit bestrichen und für ca. 10 Minuten auf den Griller gelegt.

Danach die Cashewkerne in einer Pfanne etwas anbraten und gemeinsam mit dem gegrillten Halloumi servieren.

Grill-Sauce

Zutaten:

- 2 Stk. Mango
- 3 EL Traubenkernöl
- Tabasco (nach Bedarf)
- Salz, Pfeffer
- Gehackter Ingwer
- Saft von einer Zitrone
- Gehackter Rucola

Zubereitung:

Zuerst wird das Fruchtfleisch der Mangos gemeinsam mit dem gehackten Ingwer püriert.

Anschließend Öl sowie den Zitronensaft dazu mischen.

Der gehackte Rucola kommt dazu. Alles mit Salz, Pfeffer und Tabasco abschmecken und zum Gegrillten servieren.

Honigmelone mit Früchten

Zutaten:

- 40ml Zitronenlikör
- 400g Himbeeren und Heidelbeeren
- Pfeffer
- 2 Stk. Honigmelonen
- 100g Zucker

Zubereitung:

Zuerst den Zucker gemeinsam mit 50ml Wasser für ein paar Minuten aufkochen lassen. Anschließend den Zitronenlikör dazu mischen.

In der Zwischenzeit wird der Griller angeheizt. Die Melonen in die Hälfte schneiden und die Kerne rausnehmen. Die Melonen werden mit der Zitronen-Mischung bestrichen und für ca. 10 Minuten auf den Griller gelegt.

Wenn die Melonen fertig gegrillt sind mit den Himbeeren sowie den Heidelbeeren füllen, mit etwas Pfeffer würzen und servieren.

Ciabatta gegrillt mit Zucchini

Zutaten:

- 4 Stk. Tomaten
- Salz, Pfeffer
- 2 Stk. Zucchini
- 1 Stk. Vollkorn-Ciabatta
- 1 Stk. Knoblauchzehe
- 250g Champignons
- Olivenöl

Zubereitung:

Zunächst werden die Tomaten gehäutet und das Fruchtfleisch in Stücke geschnitten. Gemeinsam mit ca. 50ml Öl pürieren und anschließend mit Salz und Pfeffer gut würzen.

Die Champignons sowie die Zucchini werden in Scheiben geschnitten. Danach beides in einer Pfanne kurz anbraten. Den in Scheiben geschnittenen Knoblauch dazu geben und weiter braten.

Anschließend wird das Ciabatta in Scheiben geschnitten und auf den Griller gelegt. Immer wieder wenden und von beiden Seiten gut grillen.

Danach die Ciabatta-Scheiben mit den Tomaten bestreichen und mit den Champignons sowie den Zucchini belegen und würzen. Nochmals kurz auf den Griller legen und anschließend servieren.

10 Tolle Grillbeilagen

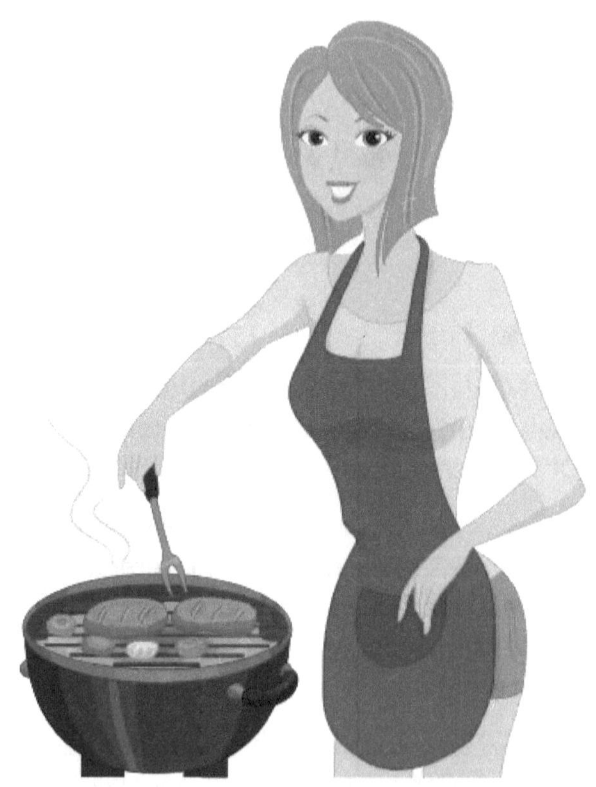

Taboule – Couscous Salat

Zutaten für 8 Portionen:

500 g Tomaten
500 g Salatgurke
1 große, weiße Zwiebel
150 ml Olivenöl
Saft von 2 Zitronen
300 g Instant Couscous
Nach Geschmack: Salz und Pfeffer, Minze, Petersilie,
Schnittlauch, Estragon

Zubereitung:

Am Abend vor dem Grillen den Couscous mit dem Olivenöl
und den Zitronensaft mischen, abdecken und kaltstellen.
Wichtig. Den Couscous NICHT vorkochen!
Am nächsten Tag die Tomaten häuten, entkernen und klein
würfeln, die Gurke schälen, entkernen, klein würfeln. Die
Zwiebel fein hacken. Das Gemüse unter den Couscous
rühren.
Die Kräuter fein hacken und unterrühren und alles mit Salz
und Pfeffer gut abschmecken. Mindestens zwei Stunden
vor dem Essen kaltstellen.

Auberginensalat

Zutaten für 4 Portionen:

400 g Wassermelone, geschält
2 kleine Auberginen
2 Schalotten
1 kleine, rote Chilischote
2 Frühlingszwiebeln
1 Bund Basilikum
1-2 Bund Minze
60 g Cashewkerne
3 Esslöffel Balsamico-Essig
1 Teelöffel Zucker und etwas Salz
Pfeffer, frisch gemahlen
Natives Olivenöl
60 ml Klare Brühe

Zubereitung:

Wassermelone in etwa 1 cm dicke Würfel schneiden. Die
Auberginen in 5 mm dünne Scheiben schneiden und mit 3 EL
Olivenöl marinieren. Die Auberginenscheiben in einer heißen
Grillpfanne von beiden Seiten grillen. Schalotten schälen,
halbieren und in sehr feine Streifen schneiden. Chilischote der
Länge nach halbieren, entkernen und in feine Streifen
schneiden. Frühlingszwiebeln putzen und ebenfalls in feine
Streifen schneiden. Basilikum- und Minzblätter von den Zweigen
zupfen. Cashewkerne grob hacken und in einer Pfanne ohne Fett
anrösten. Aus Balsamico-Essig, klarer Brühe und 2 Esslöffel
Olivenöl und einem Teelöffel Zucker ein Dressing anrühren und
mit Salz und Pfeffer abschmecken. Die gegrillten
Auberginenscheiben auf einem Teller anrichten, die
Melonenwürfel darauf verteilen und mit dem Dressing
beträufeln. Die Schalotten-, Chili- und Frühlingszwiebelstreifen,
die Kräuter und die Cashewkerne miteinander vermischen und
auf dem Teller verteilen.

Quinoa-Paprika-Salat

Zutaten für 4 Personen:

300 g Quinoa
2 rote Paprika
2 gelbe Paprika
2 Esslöffel Walnussöl
Saft einer ½ Zitrone
Ingwer nach Geschmack
Salz nach Geschmack

Zubereitung:

Quinoa in Salzwasser 10 bis 15 Minuten bei mittlerer Hitze
gar kochen und kalt stellen.
Paprika klein würfeln.
Zitronensaft auspressen und Ingwer fein schneiden.
Dressing aus Zitronensaft, Walnussöl, Ingwer und Salz
zubereiten. Das Dressing zu den Paprikas geben, gut
verrühren und anschließen Quinoa untermischen.
Den Salat vor dem Verzehr kühlen.

Super Easy Hummus

Zutaten für 4 Portionen:

425 g Dose Kichererbsen, abtropfen lassen und Flüssigkeit
aufbewahren
1 Esslöffel Zitronensaft
1 Esslöffel Olivenöl
1 Knoblauchzehe, zerdrückt
½ Teelöffel gemahlener Kreuzkümmel
½ Teelöffel Salz
½ Teelöffel Sesamöl (optional)

Zubereitung:

Die Kichererbsen zerstampfen. Zitronensaft, Olivenöl,
Knoblauch, Kreuzkümmel, Salz und Sesamöl in einen Mixer
geben. Die Flüssigkeit aus der Dose in die Mixtur geben, bis
alles die gewünschte Konsistenz hat.

Bulgursalat mit Feigen und Süßkartoffeln

Zutaten für 4 Personen:

150 g Bulgur, fein
300 ml Wasser
300 g Süßkartoffeln
Saft von 1 Zitrone
7 Esslöffel Olivenöl
4 frische Feigen (können auch getrocknete Feigen sein)
2 Stiele Minze
Chiliflocken
Salz und Pfeffer
1 Spritzer Essig

Zubereitung:

Den Bulgar in kochendem, gesalzenem Wasser aufkochen und zugedeckt bei abgeschaltetem Herd 10 Minuten quellen lassen. Etwas auflockern und abkühlen lassen.
Die Süßkartoffeln schälen, in kleine Würfel schneiden und in 2 Esslöffel Olivenöl 5 Minuten braten. Mit Salz und Chiliflocken würzen.
Die Zitrone auspressen und mit 5 Esslöffel Öl zum Bulgur geben. Die Minze hacken, die Feigen in Scheiben schneiden und beides untermischen. Süßkartoffeln vorsichtig unterheben und den Salat mit Salz, Pfeffer und etwas Essig abschmecken.
Der Salat schmeckt kalt, aber auch lauwarm.

Veganer Nudelsalat mit Walnuss – Olivendressing

Zutaten für 5 Portionen:

500 g Penne
Salzwasser
125 g Kirschtomaten
1 kleines Glas grüne Oliven
2 Paprikaschoten
1 kleine Dose Mais
125 g Rucola
100 g geschälte Walnüsse
1 Esslöffel Erdnussbutter
3 Esslöffel Tomatenmark
100 ml Sahne (Sojasahne)
½ Zitrone
Salz und Pfeffer
frische Kräuter nach Wahl
1 Knoblauchzehe

Zubereitung:

Die Nudeln im Salzwasser bissfest kochen. Die Paprikaschoten waschen und in Würfel schneiden. Oliven abtropfen lassen und eine Hälfte davon in Ringe schneiden. Walnüsse ohne Öl mit etwas Zucker in der Pfanne kandieren. Für das Dressing werden die kandierten Walnüsse, die andere Hälfte der Oliven mit der Sojasoße, dem Tomatenmark, der Erdnussbutter und dem Saft der Zitrone mit dem Stabmixer püriert. Wenn das Dressing nicht flüssig genug ist, mit mehr Sojasahne oder Öl strecken. Dann abschmecken und alle Zutaten zu den Nudeln geben. Den Salat für mindestens 1 Stunde ziehen lassen.

Knoblauchmöhren mit Basilikum

Zutaten für 4 Portionen:

700 g Möhren
2 Knoblauchzehen
3 Esslöffel Olivenöl
½ Bund frischen Basilikum
nach Belieben Salz und Pfeffer
Zitronensaft

Zubereitung:

Die Möhren waschen, schälen und in ca. 5 cm lange Stifte
schneiden.
Das Öl in einer großen Pfanne erhitzen. Die Möhren darin
anbraten und bei geschlossenem Deckel circa 7 Minuten
dünsten. Zwischendurch umrühren.
Den Knoblauch schälen und in Scheiben schneiden. Dann
zu den Möhren geben und bei niedriger Temperatur
braten. Nicht zu kräftig und zu dunkel braten, da er sonst
bitter schmeckt.
Die Möhren sollen noch Biss haben.
Die Möhren mit Salz, Pfeffer und etwa 1,5 Esslöffel
Zitronensaft abschmecken
Das Basilikum waschen, trockenschleudern und in Streifen
schneiden, dann zu den Möhren geben und unterrühren.

Mango-Tomaten-Salat

Zutaten für 4 Portionen:

4 Roma Tomaten
2 Mango, reif aber noch fest

Für das Dressing:

2 Esslöffel Fruchtessig (Mango-Balsamico-Essig, Mango-Essig)
4 Esslöffel Limettensaft
2 Esslöffel Sesamöl oder anderes Öl
1 Teelöffel Salz
etwas Szechuan Pfeffer
etwas brauner Zucker
2 kleine Stücke Chilischote
2 kleine, rote Zwiebeln

Zubereitung:

Die Zwiebel würfeln, die Chilischote entkernen und enthäuten und ein Stück davon – Menge sollte dem persönlichen Geschmack und der schärfe der Schote entsprechen – fein hacken.
Alle Zutaten für das Dressing in einer Schüssel gut verrühren.
Die Mangos schälen, vom Stein schneiden und das Fruchtfleisch in 1 bis 1,5 cm große Würfel schneiden. Die Tomaten entkernen und das Fruchtfleisch würfeln.
Beides mit dem Dressing mischen und etwa 2 Stunden ziehen lassen. Zwischendurch umrühren und abschmecken.

Regenbogenspieße

Zutaten für 10 Spieße:

10 Holzspieße
4 halbe Paprikaschoten, jeweils eine halbe rote, gelbe, grüne
und orange
2 kleine grüne und gelbe Zucchini
1 mittelgroße Karotte
30 kleine Cherrytomaten, 10 rote, 10 orange, 10 blaue
1 große, rote Zwiebel
5 kleine lila Kartoffeln
5 kleine helle Kartoffeln

Für die Marinade:

6 Esslöffel Olivenöl
1 Knoblauchzehe
1 Chilischote
1 gehäufter Teelöffel Rosmarin
Salz und Pfeffer

Zubereitung:

Blaue und helle Kartoffeln waschen, separat in Salzwasser
bissfest garen. Aus dem Wasser nehmen und kühl stellen.
Mittlerweile die Marinade zubereiten. Dazu das Olivenöl in eine
kleine Schüssel geben. Knoblauch pressen, Chili zerkleinern und
beides mit dem Rosmarin, Salz und Pfeffer in das Öl rühren.
Beiseitestellen. Zucchini und Karotte waschen und jeweils in 10
Scheiben schneiden. Die bunten Paprikahälften waschen und
ebenfalls jeweils in 10 mundgerechte Stücke schneiden. Zwiebel
schälen und vierteln. Die abgekühlten Kartoffeln halbieren. Alles
in einer großen Schüssel gut mit der Marinade vermengen und
abgedeckt 1 Stunde marinieren lassen. Dann das Gemüse in den
Farben des Regenbogens auf die Holzspieße stecken. Dabei mit
den blauen Kartoffeln beginnen, anschließend rote Zwiebel,

blaue Tomate, grüne Paprika, grüne Zucchini, helle Kartoffel, gelbe Paprika, gelbe Zucchini, Karotte, orange Paprika, orange Tomate, rote Paprika und zum Schluss eine rote Tomate aufspießen. Die Spieße auf dem Grillrost etwa 8 Minuten rundherum grillen und anschließend servieren.

Hirsesalat mit Kichererbsen

Zutaten für 6 Portionen:

1 Tasse Hirse
2 Tassen Wasser
etwas instant Gemüsebrühe
1 Dose Kichererbsen
3 Tomaten
2 mittelgroße Zwiebeln
1 Knoblauchzehe, fein gehackt
1 Bunde glatte, grob gehackte Petersilie
etwas grob gehackter Dill nach Geschmack
2 Esslöffel Olivenöl
2 Esslöffel Zitronensaft
nach Belieben edelsüßes Paprikapulver
1 Messerspitze Kreuzkümmel
Salz

Zubereitung:

Hirse mit heißem Wasser abspülen. Dann mit dem Wasser und
der Brühe aufkochen und etwa 13 Minuten köcheln lassen, bis
die Hirse nur noch mit dem Wasser bedeckt ist. Nun so lange
aufquellen lassen, bis das Wasser aufgenommen worden ist. Die
Hirse etwas abkühlen lassen.
In der Zwischenzeit die Kichererbsen gut abspülen und
abtropfen lassen. Eine Zwiebel schälen, sehr fein hacken und mit
dem fein gehackten Knoblauch glasig anbraten. Die andere
Zwiebel schälen, fein hacken und mit der Hirse vermengen.
Olivenöl, Zitronensaft, Gewürze und die grob gehackten Kräuter
miteinander vermengen. Nun die Kichererbsen und die Hirse
dazu geben.
Zum Schluss die 3 Tomaten waschen, würfeln und ebenfalls
dazugeben. Alles gut vermengen, kurz ziehen lassen und
servieren.

Veganes Gehacktes

Zutaten für 10 halbe Brötchen

50g Reiswaffeln
150 ml Wasser
1-1/2 klein geschnittene Zwiebeln
20 g Tomatenmark
Salz, Pfeffer und Chili- oder Paprikapulver

Zubereitung:

Reiswaffeln in der Hand zerbröseln und in eine Schüssel
geben. Dann 150 ml Wasser im Messbecher abmessen und
mit 50g Tomatenmark verrühren. Dazu die geschnittenen
Zwiebeln, Salz, Pfeffer und Chili- oder Paprikapulver nach
Geschmack dazugeben. Nun den Messbecherinhalt in die
Schüssel mit den zerbröselten Reiswaffeln gießen und zu
einer matschigen Masse verrühren bis es wie Gehacktes
aussieht. Zwischendurch abschmecken und ggfs.
nachwürzen.

Tipp: Nach der Zubereitung ca. 3 Stunden im Kühlschrank
in einer Dose lagern und dann genießen.

Schlusswort

Vielen Dank für den Kauf. Ich hoffe Sie können das eine oder andere Rezept mal ausprobieren, Spaß macht es auf jeden Fall und gesund ist es auch.

Impressum